Ie ⁸⁵ 126

E. PRUD'HOMME

HIGIÈNE

DENTAIRE

Les dents c'est l'homme !!

DE BALZAC.

CHAUNY

IMPRIMERIE BUGNICOURT.

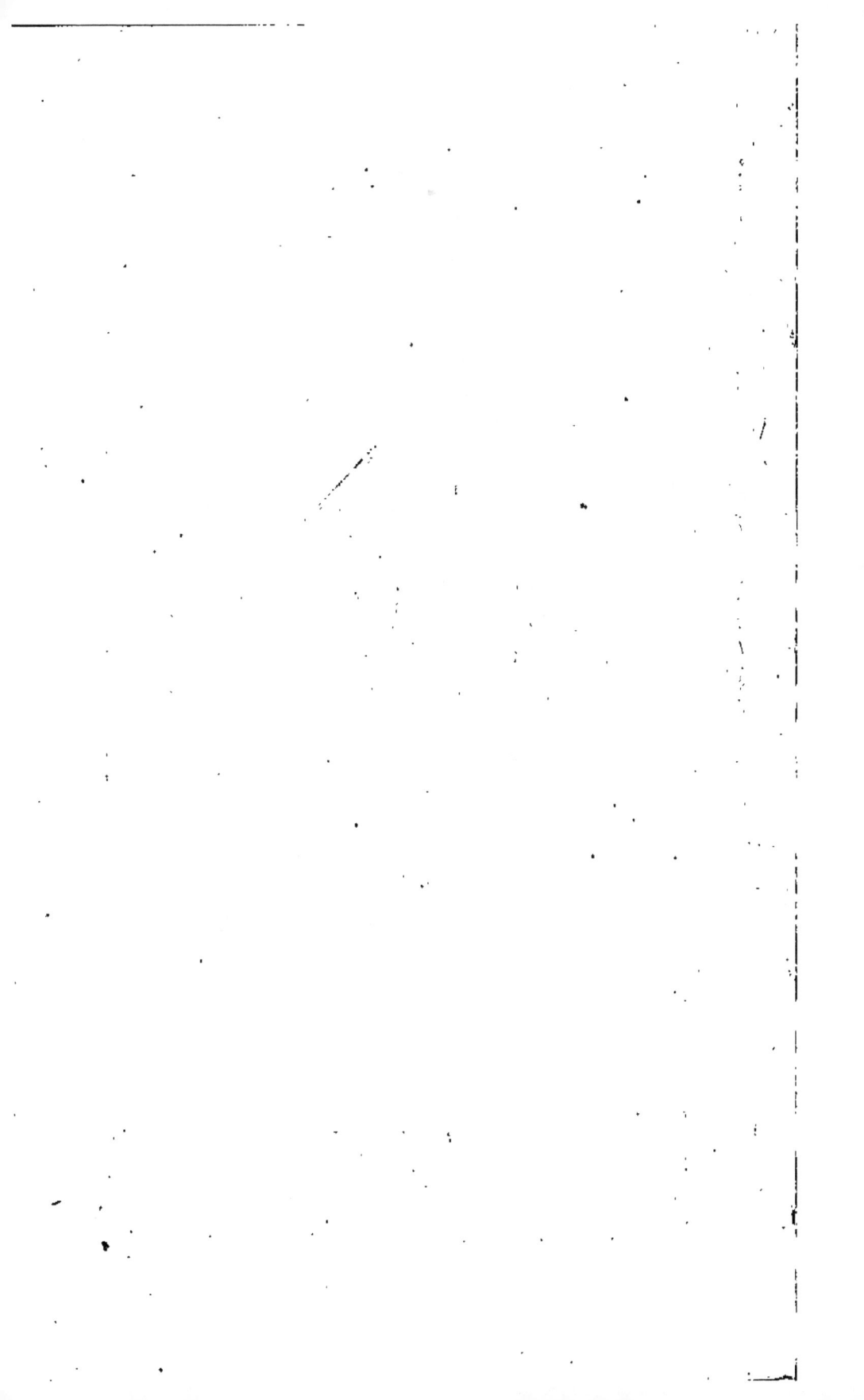

HYGIÈNE

DENTAIRE

PAR

Edward PRUD'HOMME

Chirurgien-Dentiste,

Auteur des articles sur les dents humaines
et sur la Décentralisation dentaire parus
dans le Journal de Saint-Quentin, des
articles d'Hygiène dentaire parus dans le
Courrier de St-Quentin, et de la brochure

CAUSERIES SUR L'ART DENTAIRE
EN PROVINCE,

35, RUE DU GOUVERNEMENT, 35,

A SAINT-QUENTIN.

—

1866

TABLE DES MATIÈRES

Imp. Bugnicourt à Chauny.

HYGIÈNE DENTAIRE

DEUX MOTS AU PUBLIC.

> Quam quisque norit artem,
> in hac se exerceat.
>
> CICERON.

Il est un fait auquel on n'accorde généralement pas assez d'attention, c'est qu'un dentiste qui, dans une ville comme Saint-Quentin, réussit à se faire une bonne clientèle et sait se la conserver en l'agrandissant, donne, par cela seul, une garantie de son habileté. Si les premiers clients avaient été mécontents, ils se seraient très-certainement bien gardés de recommander ce dentiste à leurs amis et comme une mauvaise réputation est dix fois plus vite faite qu'une bonne, il s'en serait suivi qu'au bout de six mois d'installation il aurait été obligé d'abandonner son cabinet et d'aller chercher fortune ailleurs.

La confiance dont m'honore le public de Saint-Quentin est donc la récompense des efforts que je n'ai cessé de faire pour m'en rendre digne. C'est pour moi un engagement envers lui, engagement que je tâcherai de tenir à sa plus grande satisfaction... J'y suis du reste le premier intéressé.

I.

TOILETTE DES DENTS.

Avoir soin de ses dents, c'est amasser de la santé pour ses vieux jours. Qui les néglige est son propre ennemi. Rien ne demande moins de temps que les soins que réclame la bouche. Tous les matins on fait sa toilette : pourquoi, pendant qu'on y est, ne pas faire celle de ses dents? C'est si peu de chose. Voyez plutôt !

Tous les matins vous vous rincez bien la bouche avec un peu d'eau tiède, je recommande l'eau tiède, l'eau froide en passant sur les dents leur fait éprouver une sensation désagréable, qui à la longue leur est funeste. Deux ou trois fois par semaine vous ajoutez à cette eau un peu de bonne eau-de-vie, puis y trempez une brosse ni trop dure ni trop douce, avec l'extrémité des poils de cette brosse vous prenez un tant soi peu de poudre de charbon et quinquina, et puis vous vous frottez bien les dents et les gencives. Ceci fait vous vous les rincez parfaitement et je puis vous assurer que ce faisant, ainsi que je le dis, vous conserverez longtemps vos dents belles et fortes.

Lorsque l'on a les dents sensibles au collet, on fait disparaître cette sensibilité en se frottant les gencives avec des feuilles de cresson de fontaines.

AVIS TRÈS-IMPORTANT.

Employez le moins possible des dentifrices du commerce. Ils ne blanchissent les dents qu'au détriment de leur santé. C'est un poison pour elles. Ce que je dis des dentifrices du commerce, n'est pas pour qu'on achète les miens, je n'en vends pas! c'est seulement pour prémunir le public contre des ingrédients qui se vendent cher et sont nuisibles.

II.

DES DENTS GATÉES

Sitôt qu'on s'aperçoit qu'une dent est seulement tachée, il faut s'empresser d'en avertir son dentiste.

Lorsque la dent est trouée et n'a pas encore occasionné de douleurs, il faut la faire obturer immédiatement.

Lorsqu'on a déjà souffert, tacher de la faire guérir s'il en est temps encore, et dans le cas contraire, ne pas hésiter à la faire extraire. On s'évitera par ce moyen bien des souffrances inutiles.

Il est important de se faire visiter les dents au moins une fois l'an.

Il est indispensable de se les faire nettoyer tous les dix-huit mois, quand on en a soin, et tous les ans quand on les néglige.

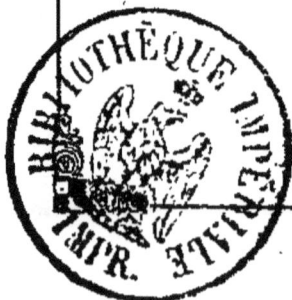

III.

DE L'EXTRACTION.

Beaucoup de personnes reculent in-définiment devant l'extraction d'une dent. Elles endurent des douleurs dix fois plus insupportables que celles que leur causerait cette opération, elles le savent parfaitement, mais l'appréhen-sion qu'elles éprouvent est plus forte qu'elles-mêmes. On ne peut leur en faire un crime, il n'y a pas là de pol-tronnerie. Il n'y a là qu'une irritation de nerfs qu'il faudrait avoir la force de vaincre (1).

Ne pouvant y parvenir quelques-uns ont recours à la chloroformisation. Je n'hésite pas à déclarer le remède pire

---

(1) Certains dentistes croient nécessaire de se montrer brusques avec ces personnes, ils ont tort. La personne qui souffre et se voit brusquée souffre doublement, surtout si c'est une dame. Il faut, au contraire, user de pa-tience et de douceur.

que le mal. A part les graves dangers auxquels on s'expose, on est si alourdi, si mal à l'aise et si fatigué quand on se réveille qu'on regrette de tout son cœur d'avoir usé de ce moyen.

Je crois donner un excellent avis à mes clients en les engageant à n'y avoir jamais recours.

IV.

CE QU'IL FAUT FAIRE LORSQU'ON SOUFFRE.

Lorsque le mal de dents se déclare pendant la nuit, voici un moyen que l'on peut employer pour le calmer en attendant le jour.

Avoir toujours chez soi un petit flacon contenant :

Vinaigre très-fort
Alcoolat de Lavande } a a 20 gr.

On verse dans une cuillerée à bouche

d'eau tiède, une cuillerée à café de ce mélange et l'on s'en gargarise longuement la bouche à la partie malade. Lorsqu'une cuillerée à café du mélange ne suffit plus on augmente insensiblement la dose. On doit toujours obtenir soulagement.

Quand on souffre il faut éviter avec soin de se coucher sur le côté malade, cela à cause du sang qui s'y porte. Il faut éviter également de prendre de l'eau froide dans la bouche.

V.

RELATIF AUX DENTS D'ENFANTS

Il ne faut jamais laisser extraire les grosses dents dites molaires, aux enfants âgés de moins de 8 ans 1/2.

Si on les laisse ôter, on s'expose à ne les jamais voir reparaître, par le motif que ces dents sont les dernières à être remplacées, et que lorsqu'on les a extraites prématurément les alvéoles s'oblitèrent et les dents au lieu de percer au dehors, se couchent dans le corps des mâchoires, et laissent les places qu'elles devaient occuper entièrement vides.

On voit qu'il est on ne peu plus important de ne pas confier la bouche d'un enfant au premier venu, surtout si on se rend bien compte de ceci... qu'avant de s'établir un dentiste n'est soumis à aucun examen, et que l'homme le plus illettré peut du jour au lendemain s'intituler et s'établir dentiste! C'est déplorable, mais qu'y faire?

VI.

REDRESSEMENTS.

Lorsque les dents des enfants poussent mal il faut les faire redresser. Nous disposons de moyens on ne peut plus doux pour pratiquer cette opéra-

tion. L'enfant n'a aucune douleur à
endurer... le redressement s'opère
pour ainsi dire à son insu.

Les parents désireux de doter leurs
enfants d'une bonne denture, feront
bien de nous les amener quelquefois
pendant la mue des dents, c'est-à-dire
de 6 à 12 ans. Suivant ainsi pas à pas
la chûte de celles de lait et la pousse
de celles de remplacement, nous pour-
rons leur donner la direction qui leur
convient.

Il faut, dans l'intérêt de leurs dents,
donner le moins possible de sucreries
aux enfants. Si on leur en donne, il
faut avoir soin de leur faire se rincer
la bouche avec un peu d'eau tiède.
Il ne faut jamais laisser les enfants
sucer leur pouce ou leur langue, cela
déforme la bouche et fait dévier les
dents.

VII.

LES FAUSSES DENTS.

Les personnes qui tiennent à conserver indéfiniment une bonne pro-
nonciation, une excellente mastication,
une santé solide et une franche gaîté,
ne doivent pas endurer de vides dans
leurs arcades dentaires.

Faisant remplacer ses dents au fur
et à mesure qu'elles tombent, on s'ha-
bitue sans s'en apercevoir à se servir
des fausses avec tout autant de facilité
que des naturelles Les personnes aux-
quelles il en manque doivent ne pas
hésiter à les faire remplacer au plus
tôt. Car il faut bien se rendre compte
de ceci : que des fausses dents bien
faites et bien adaptées, conservent les
vraies qni restent en les aidant à sup-
porter les efforts de la trituration.

Les personnes qui douteraient des
avantages réels que donnent les fausses
dents peuvent nous venir visiter sans
crainte. Nous leur en placerons qu'elles
ne nous paieront que lorsqu'elles s'en

serviront à leur satisfaction. Je ne puis
donner une plus sérieuse garantie de
la perfection de mes dentiers.

Je prends toujours ces engagements
par écrit.

VIII.

PRÉCAUTIONS A PRENDRE, RÉFLEXIONS A FAIRE.

On ne se fait pas poser des dents tous
les jours. On doit donc avant de s'a-
dresser à un dentiste prendre les plus
minutieux renseignements sur l'éten-
due de ses talents prothéthiques. Car
rien n'est plus fatiguant qu'une pièce
mal faite ou mal adaptée. Les gencives
sont tellement délicates qu'il en peut
résulter une inflammation et des douleurs insupportables.

Les personnes qui s'adressent au bon
marché ne savent pas à quels désagré-
ments elles s'exposent.

La fabrication des fausses dents demande tant de soins et aussi de telles connaissances en anatomie buccale, qu'il est matériellement impossible de bien faire à de certains prix.

Les dents qu'on paye le moins sont les plus chères. Il est d'abord très-rare qu'on réussisse à s'y habituer, ensuite on ne peut les garantir; de plus il est impossible que les matières premières employées à leur fabrication soient de premier choix, et, fait certain, c'est que l'homme qui a dépensé son talent à faire un travail quelconque et a réussi à le parfaire, ne cède pas ce travail à vil prix, il n'y a que le gâcheur qui livre à n'importe quel prix. D'ailleurs un proverbe le dit :

Le talent se paie.

Il est des prix raisonnables, abordables pour tous, et auxquels on peut bien faire, nous sommes homme à le comprendre, nous en avons déjà donné de nombreuses preuves et sommes prêt à en donner tous le jours. Nos clients sont là pour le dire.

RÉSUMÉ.

Je l'ai dit en commençant, je veux faire de mon cabinet un cabinet recommandable sous tous les rapports et digne de la confiance de tous. Rien ne me coûtera pour me tenir au courant de tous les perfectionnements qui se pourront produire dans les systèmes de prothèse dentaire et dans la thérapeuthique buccale. En un mot je vise à faire oublier le chemin de Paris aux personnes qui veulent être bien soignées. Ce sera peut-être difficile, mais j'ai bon courage et bonne volonté: avec cela je ne doute pas de réussir.

En tout cas j'aurai fait mon possible.

A dater du 1er janvier 1867, je cesserai toute publicité dans les journaux, cette publicité n'ayant eu pour but que de faire connaître ma demeure, suffisamment connue aujourd'hui.

Les recommandations de mes clients me suffiront et au-delà pour l'accroissement de ma clientèle. J'en ai déjà des preuves suffisantes.

EDWARD PRUD'HOMME.

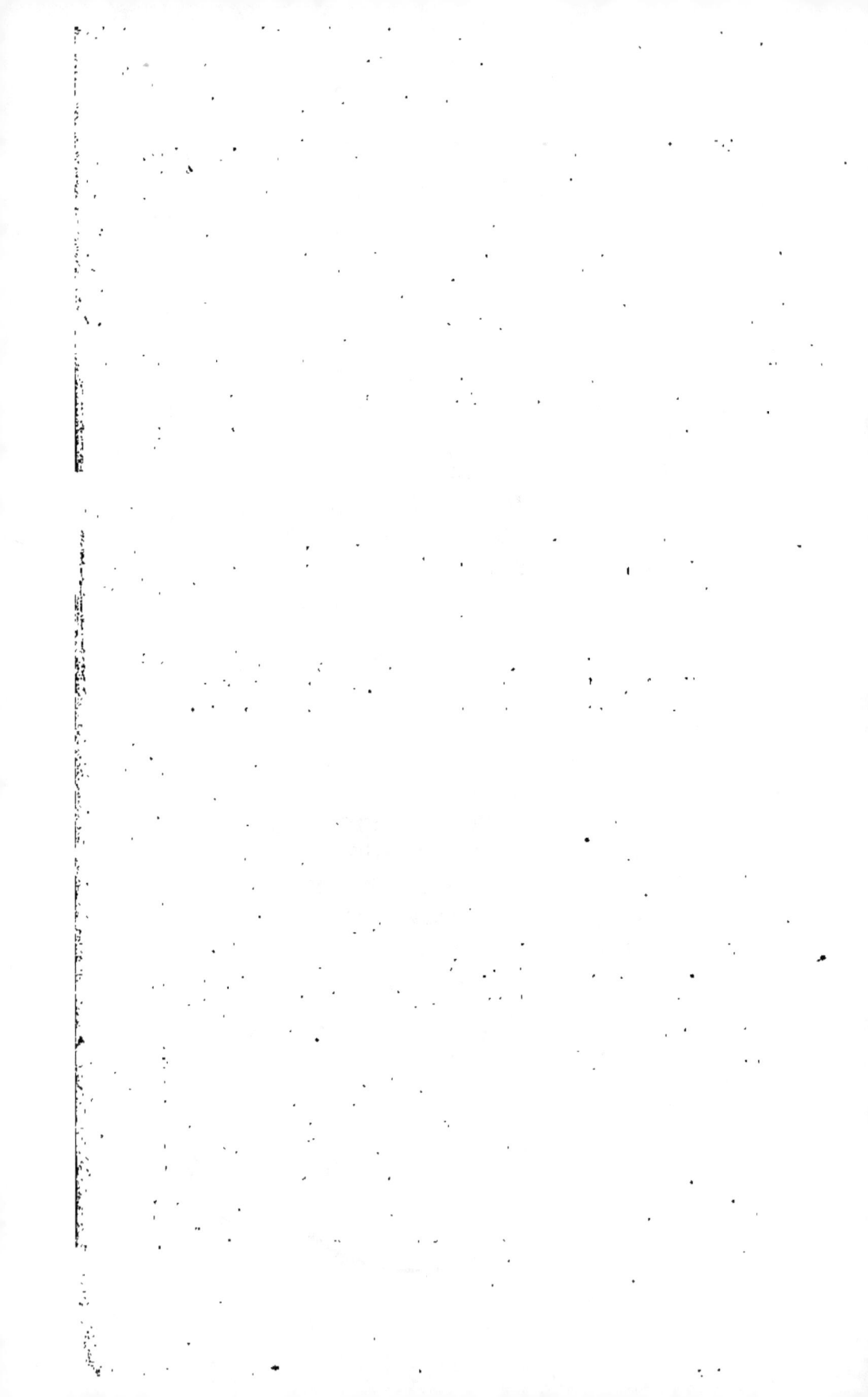

EDWARD PRUD'HOMME

CHIRURGIEN-DENTISTE

35, RUE DU GOUVERNEMENT, 35,

(Près la rue de Remicourt)

A SAINT-QUENTIN

www.ingramcontent.com/pod-product-compliance
Lightning Source LLC
Chambersburg PA
CBHW050432210326
41520CB00019B/5890